ચેતજો

મિહિર જાગૃતિ વોરા

આ પુસ્તક હું મારા માતા પિતા , મોટા ભાઈ ભાભી અને નાની પ્રિય ભત્રીજી ને અર્પણ કરું છું .

સામગ્રી

પ્રસ્તાવના

આ પુસ્તક માં મારા આજકાલ દૈનિક માં આવેલા મારી કોલમ એક નઝર ના લેખ છે .૨૦૦૫ થી ૨૦૧૪ સુધી મારા લેખ આ કોલમ માં આવ્યા હતા.

સ્વીકૃતિઓ

આ પુસ્તક માં મારા આજકાલ દૈનિક માં આવેલા મારી કોલમ એક નઝર ના લેખ છે આ માટે હું આજકાલ દૈનિક ના મેનેજમેન્ટ , તંત્રી , ટ્રસ્ટી અને તમામ પત્રકાર અને સ્ટાફ નોઆભાર માનું છું. ૨૦૦૫ થી ૨૦૧૪ સુધી મારા લેખ આ કોલમ માં આવ્યા હતા.

અનુક્રમણિકા

1

ખાન પાન મા બદ્લાવ લાવો જરુરિ છે..

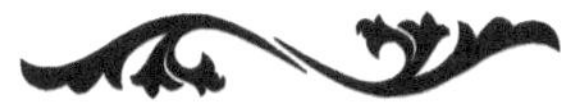

દુનિયાનું કોઈપણ વ્યક્તિ એવું નહીં હોય જેને સ્વસ્થ જીવન જીવવાની ઈચ્છા ન હોય. સારું વાતાવરણ, નિયમિત કસરતની સાથે જે વાત પર સૌથી વધારે ધ્યાન આપવું પડે તે છે ખાનપાન.

જી હાં, ખાનપાન આપણા સ્વાસ્થ્યને સૌથી વધારે પ્રભાવિત કરે છે. કેટલીકવાર આપણે કોઈ જાણકારી વિના કે અપૂર્ણ જાણકારી પ્રમાણે આહાર લઈએ છીએ, જેના કારણે આપણને પૂરતું પોષણ મળતું નથી.

એવું એટલા માટે થાય છે કારણ કે આપણા શરીરને વિશેષ પ્રકારના પૌષ્ટિક ખાનપાનની જરૂર હોય છે. માટેખાન પાન મા બદ્લાવ લાવો જરુરિ છે

થોડો ઘણો તાણ વ્યસ્ત દિનચર્યા અને થાકને કારણે થાય એ સમજી શકાય એવી વાત છે. પરંતુ જો તમે કાયમ તણાવ અનુભવો છો અને વાત-વાત પણ ડાઉન ફીલ કરો છો તો તમારી ડાયટમાં ભૂલ હોઈ શકે છે.

બહુ ઓછા પ્રમાણમાં ઓમેગા-3 ફેટી એસિડ લેવાથી ડિપ્રેશનની સમસ્યા થઈ શકે છે. જો તમારા ખાનપાનમાં કાર્બોહાઈડ્રેટ, પ્રોટીન

અને વિટામિન ડીની ઉણપ છે તો તમને ડિપ્રેશન થવાનો ખતરો વધારે છે.

શરીરમાં પૌષ્ટિક તત્વોની ઉણપને કારણે આપણું મગજ યોગ્ય રીતે કાર્ય કરી શકતું નથી, જેના કારણે લોકો ડિપ્રેશનનો શિકાર બને છે. તો હવે મોડું ન કરો અને તમારી ડાયટ પર ધ્યાન આપો.

જો તમને વધારે પ્રમાણમાં ખીલની સમસ્યા થઈ રહી છે અથવા તો નાની ઉંમરમાં જ કરચલીઓ વધી રહી છે કે પછી તમારી ત્વચા એકદમ રુક્ષ અને બેજાન લાગે છે તો સમજી લેવું કે તમારી ખાનપાનમાં ધ્યાન નથી આપી રહ્યા.

જી હાં, વિટામિન, મિનરલ અને ફેટી એસિડની ઉણપને કારણે ત્વચા સંબંધી સમસ્યાઓનો સામનો કરવો પડી શકે છે. આ સિવાય અનહેલ્ધી ફૂડ ખાસ કરીને તળેલું અને મસાલેદાર વધુ ખાવાથી પણ આ સમસ્યાઓ વધુ થાય છે.

જેથી જો તમારી ત્વચાને તમે સ્વસ્થ રાખવા માગતા હોવ તો તમારા ખાનપાનમાં પરિવર્તન લાવો. જે લોકોની ઈમ્યૂન સિસ્ટમ સારી હોય છે એવા લોકોની હેલ્થ પણ સારી રહે છે.

જો તમે સિઝન બદલતા કે નાની-નાની સમસ્યાઓથી હમેશાં ઘેરાયેલા રહો છો તો એનું મતલબ છે તે તમારી રોગપ્રતિકારક ક્ષમતા સાવ નબળી છે. જેથી ઈમ્યૂન સિસ્ટમ સારી રાખવા માટે શરીરને પૂરતા પ્રમાણમાં વિટામિન્સ અને મિનરલ્સની જરૂર પડે છે. જે આપણને નાની-મોટી બીમારીઓ અને સંક્રમણ સામે રક્ષણ પૂરું પાડે છે.

જેથી જો તમે વારંવાર બીમાર પડતાં હો તો તમારી તરત જ તમારી ડાયટ પર ધ્યાન આપવાની જરૂર છે. તમારા ખોરાકમાં વિટામિન અને ખાસ કરીને વિટામિન સીથી ભરપૂર ખોરાકને સામેલ કરો.

સામાન્ય રીતે સ્ત્રીઓમાં વાળ સંબંધી સમસ્યાઓ વધુ જોવા મળે છે. જેમાં વાળ ખરવા, તૂટવા, બેમુખવાળા વાળ, રુક્ષ અને બેજાન, નબળાં વાળ, ગ્રોથ ન થવો વગેરે જેવી સમસ્યાઓ સામેલ છે.

આયર્ન અને પ્રોટીનની ઉણપની સૌથી વધારે અસર આપણા વાળ પર પડે છે.

સાથે જ ફેટી એસિડ, વિટામિન બી12 અને ફોલિક એસિડની ઉણપ પણ વાળની સમસ્યાઓ વધવાનું કારણ છે. જેથી જો તમને પણ વાળ સંબંધી કોઈ સમસ્યા સતાવતી હોય તો સૌથી પહેલાં તમારી ડાયટ પર ધ્યાન આપો,

કારણ કે આ પોષક તત્વોની ઉણપને કારણે થતી આ સમસ્યાને દૂર કરવા એવો ખોરાક લો જેમાંથી તમને આ તમામ પોષક તત્વો મળી રહે. જો તમારું સ્વાસ્થ્ય સારું રહે છે અને તમે સમયસર ખાઈ પણ લો છો તેમ છતાં

જો તમે થાકેલાં અને નિષ્ક્રિય રહેતાં હોવ તો સમજી લેવું કે તમારા ખાનપાનમાં ગરબડ છે. તમારા આહારમાં એવા તત્વોની ઉણપ છે જેનાથી ઊર્જા મળે છે અને સામે તમે એવું કામ કરતાં હો જેમાં વધુ ઊર્જાની જરૂર પડે તો સમસ્યા વધી શકે છે. એવામાં કોઈપણ કામમાં મન લાગતું નથી અને કાયમ આળસ અનુભવાય છે.

જેથી આવા લોકોને પોતાના ખાનપાનમાં શર્કરા અને કાબોહાઈડ્રેટવાળા ખોરાકને સામેલ કરવું જોઈએ. જો તમને ભોજન કર્યાના થોડાક સમયમાં જ ભૂખ લાગવા લાગે છે તો તમારે તમારા ડાયટ પર ધ્યાન આપવાની જરૂર છે.

આપણે જ્યારે પણ ભોજન કરીએ છીએ ત્યારે તે પેટમાં જઈને ધીરે-ધીરે પચે છે અને શરીરને ઊર્જા આપે છે પરંતુ જો શરીરમાં પૌષ્ટિક તત્વોની ઉણપ હોય તો કેટલીકવાર ખાધાં પછી પણ સતત ભૂખ લાગ્યા કરે છે.

જેથી તમારા ભોજનમાં પૂરતાં પોષક તત્વો હોય તેનું ધ્યાન રાખવું. જ્યા દાક્તરિ સલાહ નિ જરુર હોય ત્યા દાક્તરિ સલાહ ને અવગણસો નહિ.

2

કરો આ સરળ કામ, ચહેરા પર ક્યારેય નહીં પડે કરચલીઓ

સ્ત્રીઓની ઉંમર જેમ-જેમ વધે છે તેમ ચહેરા પર કરચલીઓ પડવા લાગે છે અને ઉંમરને કારણે વધતી કરચલીઓને અટકાવી પણ નથી શકાતી. એટલે સ્ત્રીઓ ચહેરાને કરચલીમુક્ત કરવા વિવિધ ક્રીમ, જેલ, લોશનનો આડેધડ ઉપયોગ કરે છે.

જે ઘણી વાર ત્વચાને નુકસાન કરે છે. જોકે આ બધી ખર્ચાળ વસ્તુઓને બદલે તમે યોગ સાથે એક્સરસાઈઝ કરવાથી આ સમસ્યાથી બચી શકો છો.

કસરતમાં તમે પેટ, કમર, નિતંબ, એબ્સ, બાયસેપ્સ પર ધ્યાન કેન્દ્રિત કરો છો, પરંતુ આ બધામાં ચહેરો ભુલાઈ જતો હોય છે. પણ સ્ટ્રેસભરી લાઇફમાં તમે લાફિંગ થેરપીને પણ વિસરી જાવ છો.

બાકી હસવાથી ચહેરાના મોટાભાગના સ્નાયુઓને કસરત મળી રહે છે. મજાની વાત એ છે કે સ્ત્રીઓ પોતાનું કામ કરતાં કરતાં પણ આ યોગ એટલે કે કસરત સરળતાથી કરી શકે છે.

ગાલને અંદરથી દબાણ આપ્યા બાદ વારો છે અંદરથી દબાણ આપીને કસરત કરવાનો. તેના માટે બે બાજુનાં ગલોફાંને મોંની

અંદરની તરફ ખેંચવા. તમે સ્ટ્રો વડે જ્યૂસ સીપ કરતા હો અને જેવું મોં થાય છે તેના કરતાં વધારે સંકોચાઇને અંદર જવું જોઈએ.

એ રીતે ચારથી પાંચ સેકન્ડ મોં રાખીને પછી સામાન્ય સ્થિતિમાં આવી જવું. આ પ્રકારના યોગથી ત્વચાને ખૂબ ફાયદો થાય છે. આનાથી ઢળેલી ત્વચા ટાઈટ બને છે અને કરચલીઓ પડતી નથી.

જો તમે શાંતિથી બેસવા માંગતા હો તો પદ્માસનમાં બેસી આંખો બંધ કરીને શાંત ચિત્તે બેસવું. મોંમાં હવા ભરીને ગાલને કુગ્ગાની જેમ ફુલાવવા. ગાલના સ્નાયુઓને અંદરથી એટલું પ્રેશર આપો કે બહારની ત્વચા ખેંચાવા લાગે, શરૂઆતમાં હળવેથી જ આ એક્સરસાઇઝ કરવી.

મોંમાં ભરેલી હવાને ટેનિસના બોલને રેકેટથી સામસામે મારતા હો તેમ એક બાજુથી બીજી બાજુ અથડાવો. આ ક્રિયા તમે પાંચેક વાર કરી શકો છો.

આ ક્રિયા તમે તમારું કામ કરતાં કરતાં પણ કરી શકો છો. આ કસરત માટે તમારે દિવસમાં માત્ર 5 જ મિનિટ કાઢવાની જરૂર પડશે અને તમે તમારા સમય પ્રમાણે સરળતાથી કરી પણ શકો છો.યોગશાસ્ત્રમાં આ મુદ્રાનો સમાવેશ કરવામાં આવ્યો છે. સિંહાકૃતિ મુદ્રાથી ચહેરાના મોટા ભાગના સ્નાયુઓ તણાય છે.

કપાળ, આંખ, હડપચીને સ્ટ્રેચ કરી મોં ખોલો અને એ વખતે જીભ પણ બહાર કાઢવી. ચારથી પાંચ સેકન્ડ આ સ્થિતિમાં રહી પછી ચહેરાને સામાન્ય પરિસ્થિતિમાં લાવવા માટે આંખ, હોઠ, મોંને જબરદસ્ત રીતે ભીડી દીધા હોય તેમ જોરથી સંકોરી દેવા. આમ ત્રણ વાર કરવાથી ચહેરાના બધા સ્નાયુઓને યોગ્ય કસરત મળી રહે છે

.નાક તથા આંખની નીચે આછી આછી કરચલી થઈ જતી હોય છે. આમ ન થાય તે માટે બે હાથ વડે ગાલને પકડી તેને ઉંચા-નીચા કરો. નાક તથા હોઠની વચ્ચેનો જે ભાગ છે તેને આંગળીઓથી ખેંચીને સહેજ ઉંચો કરવાનો પ્રયત્ન કરો. ત્યાં થોડું દબાણ આપો. આવું ચારથી પાંચ વાર કરવું સારું રહેશે.

આ પ્રકારના યોગ બાળકોથી માંડીને મોટી ઉંમરના વ્યક્તિ સરળતાથી કરી શકે છે. ઓછા સમયમાં થતી આ એક્સરસાઈઝ ખૂબ ફાયદાકાર બની રહે છે. આનાથી ચહેરા પરની આછી કરચલીઓની શરૂઆત થતી નથી અને ચહેરો હમેશા કરચલીમુક્ત રહે છે.

ચહેરાહસવાને લીધે તથા મોંફાડને લીધે ચહેરા પર પડી જતી ધાટી રેખા દૂર થાય છેનાક તથા હોઠની વચ્ચે પડતી કરચલી ઓછી થાય, આંખની કિનારીએ પડતી કરચલી અટકે છે.

ગાલના સ્નાયુઓ લબડી નથી પડતા અને ચહેરો તાજગીભર્યો લાગે છે. જ્યા દાક્તરિ સલાહ નિ જરુર હોય ત્યા દાક્તરિ સલાહ ને અવગણસો નહિ.

3

પાતળા વાળને ઝડપથી ભરાવદાર બનાવવા, રોજ ખાઓ આ સંતુલિત આહાર

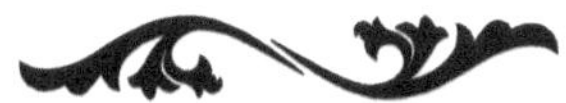

પૌષ્ટિક આહાર ન માત્ર તમારા શરીર અને ત્વચાને સ્વસ્થ રાખવામાં મદદ કરે છે પરંતુ તે તમારા વાળની ગુણવત્તાને સુધારવામાં પણ મદદ કરે છે.

તમારા ખાનપાન અને જીવનશૈલીની સારી-ખોટી અસરો તમારા શરીરની સાથે તમારા વાળ પર પણ પડે છે. સંતુલિત અને પૌષ્ટિક આહાર તમારા વાળને ફોલિકલ મજબૂતી આપે છે.

જો તમે સ્વસ્થ જીવનશૈલી જીવો છો તો તમારા વાળ ભરાવદાર અને કાળ હશે. સ્વસ્થ જીવનશૈલી માટે સૌથી પહેલાં સંતુલિત આહારનું સેવન કરવું બહુ જ જરૂરી છે.

જેમાં સંતુલિત આહારની વાત કરીએ તો કેટલાક એવા ખાદ્ય પદાર્થો હોય છે જે વાળ માટે બહુ જ લાભકારી અને અસરકારક હોય છે. જે ન માત્ર તમારા વાળને સ્વસ્થ રાખે છે પરંતુ પાતળા વાળને ઘટ્ટ બનાવે છે અને સાથે કાળા પણ રાખવામાં મદદ કરે છે.

અખરોટમાં ઓમેગા 3 ફેટી એસિડ, વિટામિન ઈ અને બાયોટીન નામના પ્રોટીન ભરપૂર પ્રમાણમાં હોય છે. જે વાળને કાળા અને ભરાવદાર બનાવવામાં મદદ કરે છે. જે લોકોના વાળ નાની ઉંમરમાં સફેદ થઈ ગયા છે એવા લોકો માટે અખરોટનું સેવન બહુ લાભપ્રદ સિદ્ધ થાય છે.

પાલકનું સેવન સ્વાસ્થ્ય માટે અત્યંત ગુણકારી માનવામાં આવે છે. પાલક એ સ્વાસ્થ્યપ્રદ ખાદ્ય પદાર્થોમાંથી એક છે. પાલકમાં વિટામિન સી, ફોલેટ, આયર્ન અને બીટા કેરોટીન સારા પ્રમાણમાં હોય છે. જે વાળના મૂળને સ્વસ્થ અને સ્કેલ્પને નમીયુક્ત બનાવવામાં મદદ કરે છે.

જે લોકોને ડેન્ડ્રફની સમસ્યા હોય છે તેમના માટે પાલકનું સેવન બહુ જ ફાયદાકારક છે. તો તમે તમારા વાળને સ્વસ્થ અને ઘટ્ટ બનાવવા માગતા હોવ તો તમારી ડાયટમાં પાલકને અચૂક સામેલ કરો.

શક્કરિયાને બીટા કેરોટીન અને એન્ટીઓક્સીડેન્ટનો સારો સ્રોત માનવામાં આવે છે.

જે શરીરમાં વિટામિન એમાં પરિવર્તિત કરવામાં મદદ કરે છે. જેના કારણે જે એસેન્શિયલ ઓઈલ નિકળે છે તે સ્કેલ્પને નમીયુક્ત અને સ્વસ્થ રાખે છે. સાથે ડેન્ડ્રફને કારણે ખરતાં વાળની સમસ્યાને પણ અટકાવે છે.

શક્કરિયાનું નિયમિત સેવન વાળને ભરાવદાર બનાવવા માટેનો સારો ઉપાય છે.

ગાજરને તો વાળ માટે વરદાન માનવામાં આવે છે કારણ કે તેમાં ભરપૂર પ્રમાણમાં વિટામિન્સ હોય છે. ગાજરમાં રહેલું વિટામિન ઈ વાળને ઉગવા, કાળા અને ભરાવદાર થવામાં મદદ કરે છે.

વિટામિન સીને કારણે સ્કેલ્પમાં લોહીનું પરિભ્રમણ સારી રીતે થાય છે. જે વાળને કસમયે સફેદ થતાં પણ અટકાવે છે.

બદામ વાળ માટે બહુ જ ફાયદાકારક હોય છે. તેમાં આયર્ન, કોપર, ફોસ્ફરસ, વિટામિન બી-1 અને પ્રોટિન સારી માત્રામાં હોય છે. બદામનું સેવન શરીરમાં હિમોગ્લોબિનને વધારે છે અને નવી કોશિકાઓનો વિકાસ કરે છે.

જેના કારણે વાળ સ્વસ્થ રહે છે. બદામના તેલમાં 2-3 ટીપાં બદામનું દૂધ મિક્ષ કરીને માથાની ત્વચા પર અને વાળના મૂળમાં લગાવવાથી વાળ ભરાવદાર અને મજબૂત બને છે.

ઈંડા પ્રોટીનનો સૌથી સારો સ્ત્રોત છે. પ્રોટીન સિવાય તેમાં આયર્ન, સલ્ફર, ઝિન્ક અને સેલેનિયમ પણ હોય છે. વાળ માટે આ બધાં પોષક તત્વો બહુ જ જરૂરી હોય છે કારણ કે તેનાથી વાળ ખરતાં અટકે છે.

આયર્ન વાળના મૂળને ઓક્સીજન પ્રદાન કરે છે જેનાથી વાળ સ્વસ્થ રહે છે અને ભરાવદાર બને છે. કેળા સ્વાસ્થ્ય માટે લાભકારી હોવાની સાથે-સાથે વાળ માટે પણ ફાયદાકારક હોય છે.

રોજ એક કેળું ખાવાથી વાળ મજબૂત બને છે. તેમાં શૂગર, ફાઈબર, થાયમિન અને ફોલિક એસિડના સ્વરૂપમાં વિટામિન એ અને બી પણ હોય છે. કેળા ખાવાથી વાળ હેલ્ધી અને મજબૂત બને છે.

જ્યા દાક્તરિ સલાહ નિ જરુર હોય ત્યા દાક્તરિ સલાહ ને અવગણસો નહિ.

4

બુદ્ધિ અને યાદશક્તિ માટે વરદાન છે આ વસ્તુઓ,

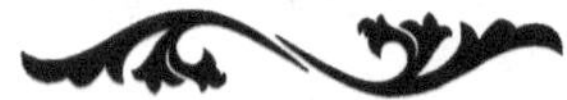

મગજ આપણા શરીરનો એ ભાગ છે જેના સંકેત વિના શરીરનું કોઈપણ અંગ કામ કરતું નથી, પરંતુ કેટલીકવાર વધતી ઉંમર, ખોટી આદતો, નશો અને જરૂરી પોષક તત્વોની કમીને કારણે ધીરે-ધીરે યાદશક્તિ નબળી થતી જાય છે.

બુદ્ધિ ઘટટી જાય છે. પણ જો કેટલીક ખાવાની વસ્તુઓમાં ધ્યાન આપવામાં આવે અને તેનું સેવન કરવામાં આવે તો તે મગજ માટે ગુણકારી સાબિત થાય છે. દરરોજ રસોડામાં ઉપયોગ થતાં એવા મસાલાઓ જેનું સેવન તમારા મગજ માટે વરદાન સાબિત થાય છે.

જે મગજ ને એકદમ તેજ બનાવે છે. કાળા મરી કાળા મરીનું સેવન સ્વાસ્થ્ય માટે બહુ ફાયદાકારક માનવામાં આવે છે. કાળા મરીમાંથી મળનારું પેપરિન નામનું રસાયણ બીટા ઈન્ડોરફિન્સનું સ્તર વધારે છે. આ શરીર અને મગજની કોશિકાઓને આરામ આપે છે. ડિપ્રેશનને દૂર કરવા માટે આ રસાયણ જાદુની જેમ કામ કરે છે.

જેથી જો તમે તમારા મગજને સ્વસ્થ રાખવા માગતા હોવ તો કાળા મરીનું સેવન તમારી ડાયટમાં અવશ્ય કરો.બહુ જ ગુણકારી છે હળદર

હળદર માત્ર ભોજનના સ્વાદ અને રંગને વધારે છે.

એવું નથી પરંતુ તેનું સેવન મગજને પણ સ્વસ્થ રાખે છે. હળદરમાં રહેલું રાસાયણિક કુરકુમીન મગજની ક્ષતિગ્રસ્ત કોશિકાઓને રિપેર કરવામાં મદદ કરે છે અને તેના નિયમિત સેવનથી અલ્ઝાઈમર જેવા રોગો સામે રક્ષણ મળે છે.

તમે કોઈપણ રીતે હળદરનું સેવન કરી શકો છો. જીરૂં, લવિંગ અને તમાલપત્ર મસાલા ભલે બીયા તરીકે હોય કે પછી પાઉડરના રૂપમાં હોય, તે સ્મરણ શક્તિ વધારવામાં મદદ કરે છે.

આને સૂપ, બ્રેડ, શાકભાજીઓ અને સોસમાં પાઉડર તરીકે પ્રયોગમાં લઈ શકાય છે. લવિંગ મગજની શક્તિ વધારવામાં મદદ કરે છે અને ઓક્સીડન્ટિવ સ્ટ્રેસને ઓછું કરે છે. તેમાં એન્ટીઓક્સીડન્ટ રહેલાં હોય છે. તમાલપત્રનું થોડી માત્રામાં ઉપયોગ કરવાથી સ્મરણ શક્તિ વધે છે અને મગજને યોગ્ય રીતે કામ કરવામાં મદદ મળે છે.

તુલસી આ ખાસ છોડમાંથી મળનારા મિથેલોન મગજને થતાં નુકસાન સામે રણક્ષ આપે છે. તેમાં રહેલું શક્તિશાળી એન્ટીઓક્સીડન્ટ હૃદય અને મગજમાં લોહીના પરિભ્રમણને સુધારે છે.

સાથે જ તેમાંથી મળતાં એન્ટી ઈન્ફ્લામેન્ટરી અલ્ઝાઈમર જેવા રોગોનો ખતરો દૂર થાય છે. તજ

તજ માત્ર એક ગરમ મસાલો જ નથી પણ એક જડી બૂટી પણ છે. આ મગજને તેજ કરવા માટેની બેસ્ટ દવા છે. તેમાં રહેલાં તત્વ યાદશક્તિ વધારવામાં મદદ કરે છે. જેથી તજનો નિયમિત ઉપયોગ કરવાથી ભુલવાની બીમારી છે તે દૂર થાય છે.

રાતે સૂતી વખતે નિયમિત રીતે એક ચપટી તજનું પાઉડર મધ સાથે મિક્ષ કરીને લેવાથી માનસિક તાણમાં રાહત મળે છે અને મગજ તેજ થાય છે.

જાયફળ મગજને તેજ કરનારા મસાલાઓમાં જાયફળ પણ એક કારગર વસ્તુ છે. તે મગજને તેજ બનાવે છે અને તેને બહુ તાકાત મળે છે. દૂધમાં ચપટી જાયફળ પાઉડર નાખીને પીવાથી મગજ તેજ બને છે.

જે લોકોની તાસીર ગરમ હોય તેમણે ઓછી માત્રામાં જાયફળનો ઉપયોગ કરવો. આનું સેવન કરવાથી તમને ક્યારેય અલ્ઝાઈમર કે

ભુલવાની બીમારી થશે નહી.

અજમાના પાન અજમાના પાન ભોજનમાં સુગંધની સાથે સ્વાસ્થ્ય જાળવવામાં પણ મદદ કરે છે. તેમાં ભરપૂર પ્રમાણમાં એન્ટીઓક્સીડેન્ટ રહેલું છે.

જે મગજ માટે ઔષધીનું કામ કરે છે. અજમો, ગિલોય, લવિંગ અને જટામાસી આ ચારેય વસ્તુઓનો ઉકાળો મગજના તાવમાં લાભકારી સાબિત થાય છે. જ્યા દાક્તરિ સલાહ નિ જરૂર હોય ત્યા દાક્તરિ સલાહ ને અવગણસો નહિ.

5

કેટલાક કાર્યો એવા હોય છે જે નુકસાન કરશે ખબર હોવા છતાં લોકો કરતાં રહે છે

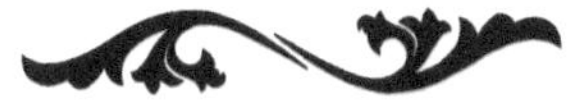

કેટલાક કાર્યો એવા હોય છે જે નુકસાન કરશે ખબર હોવા છતાં લોકો કરતાં રહે છે. પણ હકીકતમાં આ કાર્યો કેટલા નુકસાન કરે છે.

બહુ ઓછા લોકો જાણે છે અથવા તો આ કામથી કેવા નુકસાન થઇ શકે તેના વિશે આજે અમે જણાવીશું. જેમ કે ઊભા થઇને લાઇટ ચાલુ કરવાની આળસને કારણે આપણે ઓછા પ્રકાશમાં વાંચવું.

આ બધું જ ન કરવું જોઇએ એ આપણે જાણીએ છીએ. આ પ્રકારની બીજી ઘણી બાબતો છે તેનો અમલ ન કરવાથી શું નુકસાન થાય છે. કેટલું નુકસાન થઇ શકે છે તે આપણે જાણવું જોઇએ.

રાતે જ્યારે બધાં સૂઇ જાય અને ઘરના લોકોને ડિસ્ટર્બ ન થાય તે માટે મોટાભાગના લોકો ઓછા પ્રકાશમાં વાંચે છે, જેના કારણે આંખો

ખેંચાવાની સમસ્યા પેદા થાય છે. ઓછા પ્રકાશમાં વાંચવાથી આંખની કીકીઓ મોટી બને છે. જો કે દૃશ્ય તો ધૂંધળું જ દેખાય છે. પરિણામે આંખોને ખૂબ શ્રમ પહોંચે છે. આંખો થાકી જાય છે.

આ પ્રકારની ટેવ પાડવાથી આંખોની આસપાસ કરચલીઓ પડી જાય છે. એન્ટિ-એજીંગ આઇ ક્રીમ વાપરવાની જરૂર પડે છે. ફ્રીજમાં ઘણાં સમયથી પડેલી ચીઝ કે જેના પર લીલાં રંગની ફૂગ ચઢી હોય અથવા પીચ પર લાગેલા બારીક કણો આપણા સ્વાસ્થ્ય નુકસાન કરે છે.

કોઇક વાર આ પ્રકારના ખાદ્યો ખવાઇ જાય તો તે ગંભીર બાબત નથી. ફૂગ સીધી રીતે ખાસ કોઈ નુકસાન કરતી નથી. પરંતુ જીવાણુઓ-વાળો ખોરાક નુકસાન કરી શકે છે.

ખાસ કરીને વાસી ફળો ખાવાનું ટાળવું. દૂધ જો ખાટુ થઇ ગયું હોય તો તે ખાવું ના જોઇએ. ખોરાકના ઝેરની અસરથી ઝાડા-ઊલટી થઇ શકે છે.

સામાન્ય ઉબ કે ફૂગ કદાચ કોઇ નુકસાન ના કરે પરંતુ તેમની અધિકતાવાળા ખાદ્યોનો તો નિકાલ કરવો જ હિતાવહ છે. રોજ દોઢ લિટર પાણીનું સેવન કરવું જરૂરી છે એ આપણે જાણીએ છીએ.

જો આમ ના થાય તો આપણી ત્વચા સૂકી બને છે. એકાગ્રતા ઘટે છે અને ડિહાઇડ્રેશન થઈ શકે છે. આપણાં શરીરમાંથી રોજ દોઢ-લિટર જેટલું પાણી બહાર નીકળે છે. ઓછું પાણી પીવાથી શરીરમાંથી પાણીના નિકાલની માત્રા ઘટે છે.

દિવસમાં બે-ત્રણ ગ્લાસથી ઓછું પાણી પીવામાં આવે તો થાક અને માથામાં દુઃખાવો થઇ શકે છે. ઓછા પાણીના સેવનથી કબજિયાત, સૂકો મળ જેવી સમસ્યાઓ પણ થઈ શકે છે. ભૂલથી તમે ચ્યુંઇગમ ગળી જાઓ છો પછી ચિંતા થાય છે.

ચ્યુંઇગમમાં સ્વીટનર્સ, કોર્ન-સીરપ, સોફ્નર્સ, સુગંધ અને ગમ-બેઝ હોય છે. પ્રથમ ચાર પદાથી દ્રાવ્ય હોય છે. ગમ (ગુંદર) શરીરની અંદર ક્યાંક ચોંટી જશે એવો ડર ગળી જનારને રહે છે, અન્ય ખાદ્યોની જેમ જ ગમ પાચન માર્ગમાંથી આંતરડા વાટે બહાર નીકળી જાય છે.

ચ્યુંઇગમ ગળવાથી બીજું કોઇ નુકસાન નથી ફક્ત મળવિસર્જનની ક્રિયા લાંબો સમય લઇ શકે છે.

રાત્રે મોડાં ઘરે પહોંચીને સવારનું ભોજન અથવા સવારે પાછલી રાતનું ભોજન માઇક્રોવેવમાં ઉતાવળે ગરમ કરવાથી અંદર સુધી ગરમ થતું નથી. થોડું ખાધા બાદ તમને સમજાય છે કે ભોજન અંદરથી ઠંડુ છે.

ભોજનમાં જો જીવાણુઓ હોય તો તે તમને નુકસાન કરી શકે છે તેથી ભોજનને બરાબર રીતે ગરમ કરવાનું રાખો. ઠંડા ભોજનને વારંવાર ગરમ કરીને પાછું ફ્રીજમાં મૂકવાથી જીવાણુઓ વધતા જાય છે.

જીવાણુયુક્ત ભોજનનું સેવન કરવાથી ઝાડા થઇ શકે છે. તમારું માથું ખૂબ દુખી રહ્યું છે.

ઘણું કામ બાકી છે. તમારે દુખાવામાં રાહત મેળવવી જરૂરી છે. એક્સપાયર થઇ ગયેલી દવા તમે ગળી લો છો. થોડી જૂની દવા તમને અસર કરશે.

પરંતુ થોડા મહિનાઓ જૂની દવાની અસર નહીં કરે. ફાર્માસિસ્ટ ઘણાં પ્રકારના પરીક્ષણો કરીને ગોળીઓ બજારમાં મૂકે છે તેથી તેની અન્ય કોઇ આડઅસર થતી નથી.

જૂની દવા બીજું કોઇ નુકસાન નહીં કરે પરંતુ તમને દુ:ખાવામાં રાહત નહીં આપે. વ્યસ્ત દિનચર્યાને કારણે કેટલાંક લોકો શાંતિથી ભોજન ખાઇ શકતા નથી.

જો કે આ રીતે ભોજન ખાવા છતાં તેનું પાચન તો થાય જ છે. પરંતુ તેનાથી ક્યારેક અપચો કે છાતીમાં બળતરા થઇ શકે છે.

ખોરાકને ધીમે ધીમે અને યોગ્ય રીતે ચાવીને ખાવાથી ફાયદો થાય છે. ઊભા રહીને કે ઉતાવળે ખાવાથી અપચો થવાને કારણે ઓડકાર, વાછૂટ જેવી સમસ્યા થઇ શકે છે.

આમ બને એટલુ જરુરિ કામ જરુરિયાત પ્રમાણે જ કરવુ જોઇએ.જ્યા દાક્તરિ સલાહ નિ જરુર હોય ત્યા દાક્તરિ સલાહ ને અવગણસો નહિ.

6

લોહિ નુ પરિભ્રમણ અને તંદુરસ્તી વધારવાના ઉપાયો

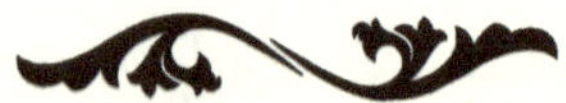

લોહી શરીરની પોષક પદાર્થઅને ઓક્સિજન જેવા જરૂરી તત્વો પહોંચાડતું તથા તે જ કોશિકાઓમાંથી વિષાક્ત તત્વોનો નિકાલ કરતું શારીરિક પ્રવાહી છે.

તમારા આખાં શરીરમાં ન્યૂટ્રિઅન્ટ્સ, ઇલેક્ટોલાઇટ્સ, હોર્મોન્સ, હીટ અને ઓક્સિજન પહોંચાડવાનું કાર્ય ઓક્સિજન જ કરે છે. તમારા શરીરના વિવિધ ભાગોને સ્વસ્થ રાખવા અને રોગપ્રતિકારક ક્ષમતા પ્રદાન કરવાનું કામ પણ લોહી જ કરે છે.

પરંતુ શું તમને જાણો છ કે, લોહિ નુ પરિભ્રમણ માટે તમારું બ્લડ પ્રેશર, હાર્ટ રેટ, બલડ શુગર, બ્લડ ટાઇપ અને કોલેસ્ટ્રોલ નિયંત્રણમાં હોવું ખૂબ જ જરૂરી છે.

સ્વીમિંગઃ- જો તમને સ્વીમિંગનો શોખ છ, તો આ પ્રક્રિયા પણ એક્સરસાઇઝ માટે બેસ્ટ છે. આ પ્રક્રિયા એક ફિઝિકલ એક્ટિવિટી હોવાને કારણે તેના ઘણા બેનેફિટ્સ પણ છે.

બલડ સર્કુલેશન યોગ્ય પ્રમાણમાં થવાની સાથે જ તે તમને એકદમ ફ્રેશ પણ બનાવી દે છે. ત્યાં જ આ પ્રક્રિયા મસ્તીથી ભરપૂર છે.

તમે સ્વીમિંગમાં બટરફ્લાઈ સ્ટ્રોક, બેક સ્ટ્રોક, બ્રેસ્ટ સ્ટ્રોક વગેરે કરી શકો છો. આ સિવાય તમારી પસંદના સ્ટ્રોક પણ તમે કરી શકો છો.

નિયમિત સ્વીમિંગ કરવાથી લોહિ નુ પરિભ્રમણ તો સુધરે જ છે સાથે વ્યક્તિ તંદુરસ્ત પણ રહે છે. સાઇક્લિંગઃ- સાઇક્લિંગ એ બેસ્ટ કસરત છે.

સાઇક્લિંગ લોહિ નુ પરિભ્રમણ વધારે છે. રોજ સાઇક્લિંગ કરવાથી તમારા પગના મસલ્સ શેપમાં આવી જશે. જે લોકો ખૂબ જ ઓછી એક્સરસાઇઝ કરે છે તેવા લોકો માટે સાઇક્લિંગ ખૂબ જ સારો વિકલ્પ છે. જ્યારે તમારું બ્લજ સર્ક્યુલેશન યોગ્ય પ્રમાણમાં થઇ જાય ત્યારે તમારી ઇમ્યૂનિટી પાવર આપમેળે જ વધી જાય છે.

વોકઃ- સવારે, સાંજે અથવા રાત્રે ભોજન કરી લીધાના અડધા કલાક પછી કે પહેલાં પછી વોક કરવા જવું. વોક પર જવાથી તમારું લોહિ નુ પરિભ્રમણ યોગ્ય પ્રમાણમાં અને સરખી માત્રામાં થશે. સાથે જ, તમને તાજગીનો અનુભવ થશે. આ સિવાય તમારું સ્વાસ્થ્ય પણ જળવાશે.

પાણીઃ- પાણીને એક પ્રાકૃતિક ઔષધિ માનવામાં આવે છે. પાણી શરીરમાં થતી દરેક સમસ્યાનું નિવારણ કરી શકે છે. શરીરમાં પાણીનું યોગ્ય પ્રમાણ શરીરને સ્વસ્થ રાખે છે અને અને ઓછી માત્રામાં પાણી શરીરને નબળું બનાવી શકે છે.

વધારે માત્રામાં શુદ્ધ જળનું સેવન કરવાથી શરીરમાં ભેગા થયેલાં વિષાક્ત પદાર્થી બહાર નીકળી જાય છે અને પ્રતિરોધક ક્ષમતા વધે છે. પાણી અથવા તો સામાન્ય તાપમાન હોવું જોઇએ અથવા થોડું નવશેકું હોવું જોઇએ.

ફ્રિજના પાણીનું સેવન બને ત્યાં સુધી ન કરવુંમસાજ કરવું- મસાજ શરીરને રિલેક્સ કરવા માટેની એક ખૂબ જ સારી પ્રક્રિયા માનવામાં આવે છે. નાના-બાળકોથી લઇને મોટા લોકો સુધી મસાજ બધાને પ્રિય હોય છે.

મસાજ કરવાથી શરીરના અંગોમાં લોહિ નુ પરિભ્રમણ વધે છે. બ્લડ શરીરના સોફ્ટ ટિશ્યૂમાં જાય છે. મસાજ કર્યા પછી આખા શરીરમાં તાજગી અને સ્ફૂર્તિ અનુભવ થવા લાગે છે. થાક ઉતરી જાય છે અને સાથે જ શરીરમાં રહેલ તણાવ દૂર થઇ જાય છે.

શરીરનો થાક અને પગના સાંધા કે માસપેશીઓના દુખાવામાં પગને ઉપર ઉઠાવવાની કસરત ખૂબ જ કારગર માનવામાં આવે છે. તમારા પગને શરીરના સ્તરથી થોડું ઉપર ઉઠાવીને સૂવાથી શરીરનું લોહિ નુ પરિભ્રમણ ખૂબ જ વ્યવસ્થિત અને યોગ્ય પ્રમાણમાં થાય છે.

જેના કારણે શરીરને આરામ પહોંચે છે અને તાજગીનો અનુભવ થાય છે. આ ક્રિયાથી પગની અકળામણ અને દુખાવાની સમસ્યામાં પણ ઘણો આરામ પહોંચે છે. હસવું-

આ પ્રક્રિયા ખૂબ જ આનંદ અપાવનારી માનવામાં આવે છે. હસવાથી લોહીનું પરિભ્રમણ યોગ્ય રીતે થાય છે. સાથે જ,

વધારે હસવાથી શરીર વધારે પ્રમાણમાં ઓક્સીજનને ગ્રહણ પણ કરે છે. તણાવમુક્ત થઇને હસવાથી શરીરની રોગ પ્રતિરોધક ક્ષમતા વધવામાં મદદ પણ મળી રહે છે.

યોગઃ- યોગ અને પ્રાણાયમ શરીરને સ્વસ્થ અને રોગમુક્ત રાખવામાં ખૂબ જ મહત્વપૂર્ણ ભૂમિકા નિભાવે છે. કોઇ જાણકાર પાસેથી તેને શીખીને દરરોજ ઘરે તેનો અભ્યાસ કરવો જોઇએ.

યોગથી લોહિ નુ પરિભ્રમણ ખૂબ જ વ્યવસ્થિત થવાની સાથે જ તેની તંદુરસ્તી પણ ખૂબ બને છે. જ્યા દાક્તરિ સલાહ નિ જરુર હોય ત્યા દાક્તરિ સલાહ ને અવગણસો નહિ.

7

કેટલાક વાસણ તમારા અને તમારા પરિવારના સ્વાસ્થ્ય માટે અત્યંત હાનિકારક છે.

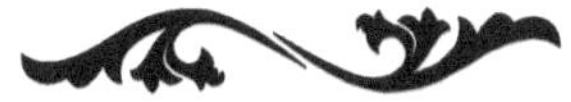

આજકાલ મોટાભાગના લોકો નોનસ્ટિક વાસણો જ લેવાનું પસંદ કરતાં હોય છે. આમ તો રસોડામાં અનેક પ્રકારના વાસણો અને વસ્તુઓનો ઉપયોગ કરવામાં આવે છે.

તેમાંના કેટલાક વાસણ તમારા અને તમારા પરિવારના સ્વાસ્થ્ય માટે અત્યંત હાનિકારક છે. તમને કદાચ માન્યમાં ન આવે, પણ એ વાત સાચી છે કે રસોઇ બનાવવા માટે રોજિંદા ઉપયોગમાં લેવાતા કેટલાક વાસણો સ્વાસ્થ્યને ભયંકર નુકસાન પહોંચાડે છે.

એવું માનવામાં આવે છે કે નોનસ્ટિક વાસણમાં રસોઇ ઝડપથી અને સરળતાથી બને છે, તેલ ઓછું વપરાય છે. ભોજન બળતું નથી, પણ તેના કોટિંગ પર સહેજ ઘસારો પડે તો તે તમારા માટે હાનિકારક

નીવડે છે.

નોનસ્ટિક વાસણોમાં રહેલું પરફ્લુ-ઓરિનેટેડ કમ્પાઉન્ડને કારણે અનેક સ્વાસ્થ્ય સમસ્યાઓ થઈ શકે છે.

નોનસ્ટિકનો ઉપયોગ કરો એટલે તેનું કોટિંગ ઘસાય તે સ્વાભાવિક છે, પણ જ્યારે તેનું કોટિંગ નીકળે ત્યારે હવામાં રહેલ ઓક્સિજન તેમાં ભળીને એક હાનિકારક રસાયણ બનાવે છે.

જે સ્વાસ્થ્યને નુકસાન પહોંચાડે છે. તે ઉપરાંત, ડાઇ, પેઇન્ટ અને ફાયર-ફાઇટિંગ ફોમ પણ હોય છે. આ કારણસર નોનસ્ટિકનો ઉપયોગ જોખમી છે.

રસોઇ બનાવતી વખતે તેમાં કોટિંગની સાથોસાથ કેમિકલ પણ ભળે છે, જે રસોઇને ઝેરીલી બનાવે છે. નોનસ્ટિક વાસણોમાં ભોજન રાંધીને ખાવાથી શરીરમાં આયરનની ઉણપ થવા લાગે છે.

જેથી ધીરે-ધીરે હાડકા સંબંધી સમસ્યાઓ વધતી જાય છે. તો તેનાથી બચીને રહેવું હોય તો નોનસ્ટિકના વાસણો યુઝ કરવાનું છોડવામાં જ ભલાઈ છે.

નોનસ્ટિકના વાસણોમાં વધારે સમય સુધી રાંધવામાં આવતા ખોરાકમાં એવા કમ્પાઉન્ડ્સ રિલીઝ થાય છે જેની માત્રા શરીરમાં વધવાથી કેન્સર જેવી ઘાતક બીમારી થઈ શકે છે.

પીએફઓએની માત્રા વધવાથી શરીરમાં કોલસ્ટ્રોલનું સ્તર પણ વધે છે, જેથી જો તમે તમારા શરીર અને સ્વાસ્થ્યને આ બધી સમસ્યાઓથી બચાવીને રાખવા માગતા હોવ તો સ્ટીલ કે લોખંડના વાસણોનો ઉપયોગ કરી શકો છો અને બને એટલું નોનસ્ટિકના વાસણોનો ઉપયોગ કરવાનું ટાળવું.

નોનસ્ટિક વાસણોમાં પરફ્યૂરુલેનોઇક એસિડ (પીએફઓએ) નામના રસાયણનો ઉપયોગ કરવામાં આવે છે, જે શરીરમાં જવાથી થાઈરોઈડ થવાનો ખતરો વધી જાય છે.

નોનસ્ટિક વાસણોનો ઉપયોગ નિયમિત કરનારાઓને આવી સમસ્યાઓ થવાનો ખતરો વધારે રહે છે.

નોનસ્ટિકના વાસણોમાં ભોજન બનાવવાથી વ્યક્તિના શરીરમાં એવા તત્વ પ્રવેશે છે જેના કારણે કેટલાક પ્રકારના કોગ્નિટીવ ડિસઓર્ડર થવાનો ખતરો વધી જાય છે.

નોનસ્ટિક વાસણોનો પ્રયોગ કરવાથી તમારી કિડની પર પણ તેનો ખરાબ પ્રભાવ પડે છે. કેટલાક કિસ્સાઓમાં તો કિડની ખરાબ પણ થાઈ જાય છે.

અનેક સંશોધનમાં જાણવા મળ્યું છે કે સ્ટીલના વાસણોની જગ્યાએ નોનસ્ટીકના વાસણોમાં ભોજન પકાવવું હૃદય માટે ઘાતક હોય છે.

શરીરમાં હાઈ ટ્રાઈગ્લેસિરાઈડ વધવાથી હાર્ટએટક આવી શકે છે, જે નોનસ્ટિકમાં ભોજન બનાવતી વખતે તેના દ્વારા આપણા શરીરમાં પ્રવેશે છે.નોનસ્ટિક વાસણોમાં ભોજન રાંધવાથી પીએફઓએએ વધી જાય છે.

જેના કારણે પ્રજનન ક્ષમતાને ક્ષતિ પહોંચે છે અથવા તો બાળકોમાં પણ સ્વાસ્થ્ય સંબંધી કેટલાક પ્રકારના વિકારો થઈ શકે છે.

દરરોજ નોનસ્ટિકના વાસણોમાં ભોજન બનાવીને ખાવાથી શરીરમાં ઈમ્યૂન સિસ્ટમને નુકસાન પહોંચે છે, જેના કારણે વ્યક્તિના શરીરમાં અનેક રોગો પ્રવેશે છે

.નોનસ્ટિકના વાસણોમાં ભોજન બનાવવાથી ટોક્સિ ફ્યૂમ્સ નિકળે છે જે પેટને ખરાબ કરે છે. જેના કારણે લીવરને નુકસાન પહોંચે છે. જ્યા દાક્તરિ સલાહ નિ જરુર હોય ત્યા દાક્તરિ સલાહ ને અવગણસો નહિ.

8

આહારમાં પોષક તત્વોનું ધ્યાન રાખવું જરૂરી છે

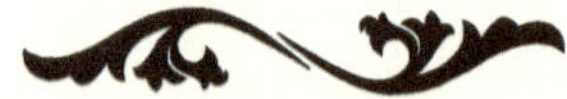

સ્વાસ્થ્ય અને પોષણ વચ્ચેનો સંબંધ સીધો અને ગાઢ છે. સામાન્ય માનવીને શરીરના ઉત્તમ સ્વાસ્થ્ય માટે સારા પોષણની જરૂર છે અને સારું પોષણ મેળવવા પૌષ્ટિક આહારની જરૂર છે.

પોષણ આપણી તંદુરસ્તીમાં ફેરફાર લાવે છે. અપૂરતું કે નબળું પોષણ, જમવાની ખોટી ટેવો, પૂરતું ન ખાવું વગેરેની તંદુરસ્તી પર ખૂબ ગંભીર અસર થાય છે અને આયુષ્ય નબળું બને છે.

અતિપોષણ પણ તમારા શરીરમાં સ્થૂળતા, ડાયાબિટીસ, હ્દયરોગ જેવા રોગો લાવે છે. તેથી પૌષ્ટિક આહાર ખૂબ જ જરૂરી છે. પૌષ્ટિક આહાર મેળવવા માટે તેને સાચવીને રાંધવો જોઇએ.

ખોરાક રાંધતી વખતે સ્વચ્છતા જાળવવામાં આવે તથા રાંધવાની સારી રીતો અપનાવવામાં આવે તો રાંધેલા ખોરાકમાં પોષણ મૂલ્યો સારા પ્રમાણમાં સચવાય છે.

જે તંદુરસ્તી માટે ઉત્તમ છે. પણ જો આવી બાબતો પ્રત્યે ઉપેક્ષા રાખવામાં આવે તો આપણા આહારમાંથી તેટલા પ્રમાણમાં પોષણ મૂલ્યો આપણે ગુમાવીએ છીએ. તેથી પૌષ્ટિક આહાર મેળવવા માટેની

ખાદ્ય પદાર્થોની પસંદગી, રાંધવાની સારી રીતો અને ખોરાકમાં રહેલાં પોષણ મૂલ્યોને વિગતવાર જાણવુ જરુરિ છે..

ઇન્ડિયન રિસર્ચ કાઉન્સિલે દરેક ઉંમરની વ્યક્તિએ કેટલાં પોષક તત્વો લેવાં જોઇએ તે નક્કી કરવામાં આવ્યું છે. તેમણે સમતોલ આહાર તથા આહાર માર્ગદર્શિકા દ્વારા આપને સઘળાં પોષક તત્વો મળી રહે તેનું પ્રમાણ નક્કી કર્યુ છે.

જેમાં નીચેનાં પોષક તત્વોનો સમાવેશ થાય છે. કાર્બોદિત પદાર્થો આ પદાર્થો આપણને રોજિંદું કામ કરવાની શક્તિ આપે છે.

જે આપણને ચોખા, ઘઉં, ફળો, બટાકા, ખાંડ, ગોળ, મધ વગેરેમાંથી મળે છે. જેના વધારે પડતા ઉપયોગથી સ્થૂળતા પણ આવી શકે છે. જેથી સામાન્ય વ્યક્તિએ રોજના 6થી 8 પિસ લેવા જોઇએ.

રમત રમતા ખેલાડીઓએ કે ભારે કામ કરતા મજૂરોએ આ પિરસણ 10થી 12 સુધી લેવું જોઇએ.પ્રોટીન આપણે રોજનું 50થી 60 ગ્રામ પ્રોટીન લેવું જોઇએ.

પ્રોટીન દૂધ, દૂધની બનાવટો, માછલી, ઇંડાં, ધાન્ય, કઠોળ, દાળ તથા સીંગદાણામાંથી મળે છે. કઠોળ અગર ધાન્ય સાથે જે દ્વિતીય કક્ષાનું પ્રોટીન ધરાવે છે.

દૂધ અથવા દૂધની બનાવટો કે જે પ્રથમ કક્ષાનું પ્રોટીન ધરાવે છે તેની સાથે લેવામાં આવે તો બંને મળીને પ્રથમ કક્ષાનું પ્રોટીન મળી રહે. દાત- દહીં અથવા છાશથી બાંધેલાં થેપલાં પાણીથી બાંધેલાં થેપલાં કરતાં ઘણાં ગુણકારી છે.

આ ઉપરાંત એક કરતાં બે અથવા બેથી વધુ કઠોળ ભેગા કરીને તેની વાનગી બનાવવાથી પોષક તત્વોની દૃષ્ટિએ વધુ ફાયદો થાય છે. પલાળેલાં, ફણગાવેલાં, વાટેલાં કઠોળ કે દાળનો આહારમાં સમાવેશ કરવો જોઇએ.

પલાળેલાં કઠોળ કે પછી કરકરા લોટમાં આથો આવવા દઇ તેની વાનગી બનાવીને ખાવી જોઇએ. તેમાંથી પ્રોટીન વધુ અને સારા પ્રકારનું મળે છે. ફોતરા વગરનાં ધાન્ય, કઠોળ અને દાળ કરતાં ફોતરા વાળાં ધાન્ય વગેરે લેવાં પણ હિતાવહ છે.

વળી થેપલા જેવી વાનગીમાં પાલક, મેથી જેવી લીલી ભાજી નાંખવાથી તે વધુ પૌષ્ટિક બને છે. રોજ 100 ગ્રામ મગફળી લેવાથી

પણ આપણી અડધી જરૂરિયાત જેટલું પ્રોટીન મળી રહે છે.

વિટામિન આપણા શરીર માટે મુખ્યત્વે વિટામિન 'એ', 'બી', 'સી' તથા 'ડી'ની સૌથી વધારે પ્રમાણમાં જરૂર છે. વિટામિન 'એ' રોજનું 2400 બી.કે. લેવું જોઇએ.

મધ્યમ કદનું ગાજર, 10 ગ્રામ કોથમીર, 50 ગ્રામ કોળું અથવા 100 ગ્રામ મેથીની ભાજી લેવાથી મળી રહે છે.

આ વિટામિન લીલા ઘેરા રંગના પાંદડાવાળાં તથા પીળાં અને કેસરી તથા રતાશ પડતાં શાકભાજીમાંથી તથા પીળા અને કેસરી ફળોમાંથી મળી રહે છે.

વિટામિન 'બી' સમૂહ કઠોળ, દાળ, આખા અનાજ તેલીબિયાં તથા સૂકા મેવામાંથી મળે છે. આ ઉપરાંત પલાળેલાં તથા આથો આવેલી દાળ અને કઠોળમાંથી વધુ મળે છે.

આ વિટામિન પાણીમાં દ્રાવ્ય હોવાથી વારંવાર ધાન્ય ધોવાથી અગર શાક વગેરેનું પાણી નાખી દેવાથી નાશ પામે છે. રસોઇમાં ખાવાના સોડા નાંખવાથી પણ વિટામિન નાશ પામે છે. તેથી સોડાનો ઉપયોગ ન કરવો જોઇએ.

વિટામિન 'સી' રોજનું 40 મિ. ગ્રામ લેવું જોઇએ. જે આપણને 1 આમળું, 1 મધ્યમ કદનું જામફળ, 1 નારંગી, 1 લીંબુ વગેરેમાંથી મળી રહે છે.

વિટામિન 'સી' ખાટાં ફળ, લીલાં શાકભાજી અને ફણગાવેલાં કઠોળ ગરમ કરવાથી, ખુલ્લા રાંધવાથી અને પાણી દ્રાવ્ય હોવાથી રાંધેલું પાણી નાખી દેવાથી આપણને મળતું નથી.

આ વિટામિન પૂરતા પ્રમાણમાં મેળવવા માટે સારામાં સારો ઉપાય રોજ આપણા આહારમાં થોડું કચુંબર, ચટણી તથા ફળ કે શાકનું રાયતું લેવાથી થાય છે.

બને તો રોજ એકાદ ફળ લેવું જોઇએ. શાક તથા દાળમાં લીંબુનો છૂટથી ઉપયોગ કરવો ઉત્તમ છે.ક્ષારો ક્ષારોમાં મુખ્યત્વે કેલ્શિયમ, ફોસ્ફરસ, લોહ તથા આયોડિન છે. મોટેભાગે કેલ્શિયમ મળે તેમાંથી જ ફોસ્ફરસ પણ મળતું હોય છે.

તેથી એ બંને માટે 284 ગ્રામ દૂધ અને તેની બનાવટો, બાજરી, કંદમૂળ, કઠોળ, ફળ, સૂકોમેવો, તલ તથા લીલાં શાકભાજી લેવા

જોઇએ. ખસખસમાં કેલ્શિયમનું પ્રમાણ સૌથી વધારે છે.

રાંધવા દરમિયાન ક્ષારોને કંઇ નુકસાન થતું નથી તથા સુકવણી અથવા બીજી કોઇ રીતે સંગ્રહ દરમિયાન પણ એનો ક્ષય થતો નથી. ક્ષારો આપણાં હાડકાંના બંધારણ માટે તથા લોહીના બંધારણમાં અગત્યનો ફાળો આપે છે. તેમની અછતથી હાડકાં, દાંત તથા લોહીની તકલીફો થાય છે.

આયોડીન સામાન્ય રીતે મીઠામાંથી, લીલાં શાકભાજી તથા દરિયાઇ વનસ્પતિમાંથી મળે છે. લોહ આપણને લીલાં શાકભાજી, અનાજ, કઠોળ, મીટ વગેરેમાંથી મળે છે.

રોજનું 20થી 30 મી. ગ્રામ લોહ લેવું જોઇએ. 100 ગ્રામ મીઠો લીમડો, સૂકા ફળ, મેથીની ભાજી અને સરગવાનાં પાંદડામાંથી મળી રહે છે.

સ્ત્રીઓએ લોહ પૂરતા પ્રમાણમાં લેવું ખૂબ જરૂરી છે. ગર્ભાવસ્થા તથા દૂધપાન કરતી વખતે તો પૂરતું લોહ લેવું જોઇએ.

જો તેને પૂરતાં પ્રમાણમાં લેવામાં ન આવે તો એનિમિયા થવાની શક્યતા છે. આ ઉપરાંત જેને ટ્રેસ એલિમેન્ટ કહેવાય છે અને શરીરમાં જે જૂજ પ્રમાણમાં જોઇએ છે તેવા કોપર, કોબાલ્ટ, મેગનીઝ, ઝિંક, મેગ્નેશિયમ જેવા સાત જૂથના ખોરાકમાંથી મોટે ભાગે મળી રહેતા હોય છે.

આમ સમગ્ર રીતે જોતા રોજના ખોરાકમાં સામાન્ય માનવી જો ઉપર જણાવવામાં આવ્યો છે તે પ્રમાણેનો ખોરાક લે તો તેને પૂરતા પોષક તત્વો મળી રહે છે.

આયુર્વેદ સ્વસ્થ તન અને સ્વસ્થ મન માટે રિલેક્સ રહો. મનને ખુશ રાખવા માટે હંમેશાં સકારાત્મક વિચારસરણી અપનાવો. તન મનથી હંમેશાં સ્વસ્થ રહેવું હોય તો આનંદી સ્વભાવ રાખવો.

નાની-નાની વાતોમાં ગુસ્સે ના થતા એમાંથી પણ આનંદ મેળવવો. જોકે આ ખૂબ જ અઘરું છે પણ શક્ય છે ખરું.

આયુર્વેદમાં આયુષ્યને સ્વસ્થ અને દીર્ઘ રાખવા માટે શું કરવું અને કદાચ રોગ અને વ્યાધિથી શરીર પીડિત થાય તો કેવી રીતે મુક્ત થવું એનું વિસ્તારપૂર્વક વર્ણન કરેલું છે.

'પહેલું સુખ તે જાતે નર્યા' માનવી માટે આરોગ્ય સુખ સર્વ પ્રથમ અનિવાર્ય છે. શરીરને સ્વસ્થ રાખવા માટે દિનચર્યા, ઋતુચર્યાનું પાલન કરવું અતિ જરૂરી છે.

આયુષ્યને નિરોગી રાખવું હોય તો મનુષ્યે પ્રાત-કાળમાં બ્રહ્મમુહૂર્તમાં ઊઠી જવું જોઇએ.તાંબાના પાત્રમાં પાણી રાત્રે ભરીને રાખવું તે પાણી સવારે ઊઠીને પીવું.

જેનાથી નરણા કોઠે પીધેલું પાણી આંત્રમાં જઇને મળનું સારી રીતે વિસર્જન કરાવે છે. જેથી કબજિયાત રહેતી નથી. પરિણામે મળશુદ્ધિ સારી રીતે થવાથી સ્વસ્થતા આવે છે.

આયુર્વેદિક કહે છે, સ્વસ્થ દીર્ઘાયુ જીવન જીવવા માટે આયુર્વેદ વિજ્ઞાને આહાર બાબતે ઊંડું પાયાનું જ્ઞાન પીરસ્યું છે. દીર્ઘાયુષ્યની ખરી કમાલ કોઇ મહાન ઔષધિમાં નથી પરંતુ આયુર્વેદ વિજ્ઞાને બતાવ્યા મુજબ આહાર-વિહારના આયોજનનું પદ્ધતિસર પાલન કરવું એમાં જ છે.

આહાર પ્રાણીમાત્રના જીવનનું મહત્વનું બળ છે. આહાર એ જીવનની પ્રથમ જરૂરિયાત છે. માનવીના સ્વાસ્થ્ય, શક્તિ, ઓજસ, બળ, વર્ણ, સુખ અને દીર્ઘજીવનના પાયાનું ઉત્તમ માધ્યમ 'આહાર' જ છે.

જેનો આહાર ઉત્તમ તેમનું સ્વાસ્થ્ય ઉત્તમ જેનો આહાર હલકો તેનું જીવન માંદલું અને રોગિષ્ઠ. 'આમ જેવું અન્ન તેવું જ મન.' સાત્ત્વિક-શુદ્ધ માપસર અને પોતાની પ્રકૃતિને હિતકર લીધેલો આહાર તંદુરસ્તી અને દીર્ઘાયુષ્યને બક્ષે છે.

આ ઉપરાંત સ્વસ્થ રહેવું હોય તો દારૂ, સિગારેટ, પાન મસાલા, ચા-કોફી, તમાકુ, માદક પદાર્થોથી દૂર રહેવું પ્રયાપ્ત ઊંઘ સ્વસ્થ શરીરમાં અનિવાર્ય છે. જે આરામ પ્રદાન કરે છે અને બીજા દિવસના કાર્ય માટે સ્ફૂર્તિ પ્રદાન કરે છે.

પૂરતા પ્રમાણમાં ઊંઘ ના થાય તો વ્યક્તિ થાક અને બેચેનીનો અનુભવ કરે છે. આથી જ દરેક વ્યક્તિએ સાત કલાકની ઊંઘ લેવી ખૂબ જ જરૂરી છે. સ્વસ્થ તન અને સ્વસ્થ મન માટે રિલેક્સ રહો.

મનને ખુશ રાખવા માટે હંમેશાં સકારાત્મક વિચારસરણી અપનાવો. જ્યા દાક્તરિ સલાહ નિ જરુર હોય ત્યા દાક્તરિ સલાહ ને

અવગણસો નહિ.